AF369952

RAPPORT

SUR

LES EXPÉRIENCES DE VACCINATION CHARBONNEUSE

Pratiquées à Nevers aux mois de mars et avril 1882.

*A Monsieur le Président et à Messieurs les Membres de la
Société d'agriculture de la Nièvre.*

MESSIEURS,

La Société d'agriculture de la Nièvre, convaincue de
l'importance considérable qui pouvait résulter pour notre
département de l'application de l'immortelle découverte due
à M. Pasteur, relativement à la *vaccination préventive* des
animaux domestiques, vaccination qui aurait l'inappréciable
avantage de les préserver des atteintes mortelles de la maladie
charbonneuse, et voulant que MM. les Propriétaires et Agriculteurs connussent ces expériences tout autrement que par
des rapports ou des articles de journaux, décida dans sa séance
du 7 janvier de renouveler à Nevers les expériences déjà si
probantes de Pouilly-le-Fort, afin qu'ils pussent se rendre
compte par eux-mêmes de l'exactitude de la méthode pastorienne.

Une commission prise dans son sein fut nommée séance
tenante, à l'effet de procéder à l'achat des animaux nécessaires
et de veiller à l'exécution des expériences projetées ; furent
nommés membres de cette commission, outre notre honorable
Président, M. le comte de Bouillé : MM. Régnier, agriculteur
à l'Isle ; Louis Colas, agriculteur au Crot-de-Chevigny ; Suif,
propriétaire à Challuy ; Gaulier, agriculteur au Chaumont ;
Farine, Guerrin, Durand, médecins-vétérinaires à Nevers.

Un local des plus convenables, situé au port de Médine,
fut gracieusement mis à notre disposition par l'administration
des ponts et chaussées.

Les expériences devant commencer le 11 mars, jour de
foire à Nevers, la commission se mit de suite à l'œuvre, et au
jour dit avait réuni trente-trois animaux, appartenant aux
trois principales espèces domestiques, devant servir aux
expériences de vaccination charbonneuse qui furent pratiquées
par M. Eugène Viala, aide du laboratoire de M. Pasteur
et délégué par lui. Remercions la Société d'agriculture de
l'Allier qui, s'associant à nos idées, voulut bien nous aider
pécuniairement dans la tâche que nous allions entreprendre.

DÉNOMBREMENT.

Nᵒˢ	ESPÈCE CHEVALINE.	Nᵒˢ	ESPÈCE BOVINE.	ESPÈCE OVINE.
1	Jument alezane, race limousine, douze ans.	1	Bouvillon, dix-huit mois, sous poil blanc-rouané.	Quatre brebis southdown-berrichonnes avec leurs quatre agneaux.
2	Jument noir mal teint, quinze ans.	2	Génisse, deux ans, sous poil blanc.	Un bélier, deux ans, même race.
3	Jument gris-rouan, vingt-huit ans environ.	3	Vache suitée, trois ans, sous poil blanc.	Six brebis, dix-huit mois, race dishley-berrichonne.
	Ces animaux furent numérotés aux ciseaux.	4	Veau du nᵒ 3, femelle, trois mois.	Cinq moutons southdown, dix-huit mois.
		5	Vache à lait froment-clair, sept ans.	
		6	Vache poil blanc, huit ans.	
		7	Bouvillon froment-rouané, deux ans.	
		8	Bouvillon blanc, deux ans.	
		9	Veau blanc, sept mois.	
		10	Bouvillon (hermaphrodite) froment-clair, trois ans.	
		11	Vache à lait froment-clair, cinq ans.	
			Ces animaux furent numérotés aux ciseaux.	

INSTALLATION.

Ces animaux furent installés comme suit dans les cinq écuries numérotées et attenantes au port de Médine :

Écurie nº 1.

Ces deux juments d'abord et plus tard la jument nº 3.

Écurie nº 2.

Les animaux de l'espèce bovine portant les nºˢ 1, 3, 4 et 5.

Écurie nº 3.

Espèce bovine : les nºˢ 2, 7, 8.

Écurie nº 4.

Espèce bovine : les nºˢ 11, 9, 10, 6.

Écurie nº 5.

Les vingt moutons.

Il fut convenu : 1º que les sujets de l'espèce chevaline portant les nºˢ 1 et 2 seraient vaccinés ;

2º Que les animaux de l'espèce bovine portant les numéros impairs 1, 3, 5, 7, 9, 11, seraient vaccinés, tandis que les numéros pairs 2, 4, 6, 10, ne le seraient pas, le bouvillon nº 8 devant être gardé comme témoin ; que ces animaux seraient de plus attachés à la crèche de façon qu'un sujet non-vacciné fût entre deux vaccinés ;

3º Que les brebis et agneaux vaccinés seraient distingués par un ruban bleu et mélangés aux non-vaccinés, dans cette même écurie nº 5 ;

4º Que tous ces sujets vaccinés et non-vaccinés subiraient le même régime.

EXPÉRIENCES.

PREMIÈRE JOURNÉE.

Le samedi 11 mars, à deux heures de l'après-midi, au lieu des expériences, indépendamment de M. le Président et d'un certain nombre de membres de la Société d'agriculture, se trouvaient réunis plusieurs vétérinaires des départements voisins et tous les vétérinaires de la Nièvre.

Notre collègue, M. Quétin, vétérinaire à Cosne, expliqua dans une brève improvisation la méthode de vaccination charbonneuse qui consiste à vacciner à deux reprises différentes, et espacées l'une de l'autre par un intervalle de douze jours environ, les animaux que l'on veut soustraire au fléau.

La première vaccination est pratiquée à l'aide d'un virus très-atténué préparant l'organisme animal à la réception du deuxième vaccin, bien plus virulent et suffisant déjà pour tuer des animaux qui n'auraient point subi la première vaccination. Ce virus vaccinal si habilement découvert et préparé par M. Pasteur est injecté dans le tissu cellulaire sous-cutané à l'aide de la seringue Pravaz, qui sert journellement en médecine humaine, principalement pour les injections de morphine.

M. Eugène Viala procéda donc à l'inoculation du premier vaccin charbonneux très-atténué : 1° sur les juments n°⁵ 1 et 2. Le point vaccinal fut choisi sur le côté gauche de l'encolure. Cette opération, sur laquelle je crois pouvoir m'abstenir d'une description plus longue, fut supportée facilement par ces deux sujets très-vigoureux cependant.

2° Sur les six numéros impairs 1, 3, 5, 7, 9, 11 appartenant à l'espèce bovine, qui reçurent la même dose que les juments ; mais la vaccination eut lieu dans le tissu cellulaire sous-cutané, situé en haut et en arrière de l'épaule gauche.

3° Onze sujets de l'espèce ovine, pris indistinctement dans le lot, furent vaccinés à la cuisse gauche, marqués aux ciseaux sur la croupe, et pour plus de précaution portèrent au cou un ruban bleu.

Parmi ces onze vaccinés se trouvent un bélier, deux agneaux avec leurs mères et six brebis.

OBSERVATIONS JOURNALIÈRES.

Tous les jours qui suivirent cette première vaccination ces animaux furent visités et observés par MM. Farine, Guérin et Durand, vétérinaires à Nevers, qui en avaient été chargés.

ESPÈCE CHEVALINE.

Le 12 mars, rien de particulier à signaler ; appétit et gaieté bien conservés.

Du 13 au 20 la situation sanitaire est toujours aussi bonne ; l'exploration du point inoculé ne laisse voir aucun œdème.

ESPÈCE BOVINE.

Le 12 mars, rien d'anormal, pas d'engorgement au point vacciné. Signes de santé parfaits. Tous ces animaux se portent bien jusqu'au 24.

ESPÈCE OVINE.

Le 12 mars, état sanitaire excellent; la face interne de la cuisse gauche des moutons vaccinés n'est le siège d'aucun engorgement ; même état satisfaisant jusqu'au 24.

DEUXIÈME JOURNÉE.

Le 25 mars l'inoculation du deuxième vaccin charbonneux, moins atténué que le premier et qui, comme nous le savons, pourrait être mortel pour des animaux non vaccinés par le premier vaccin, fut pratiquée par les vétérinaires présents.

L'opération fut la même, il n'y eut de changé que le lieu d'élection vaccinale ; ainsi, les juments furent vaccinées à la face droite de l'encolure, les bovidés au défaut de l'épaule droite, les moutons à la cuisse droite; l'un de ces derniers, cependant, à la demande de M. Pigeon, fut vacciné à la face interne de l'avant-bras droit et marqué comme signe distinctif, à ce même membre, par un ruban rouge.

OBSERVATIONS JOURNALIÈRES.

ESPÈCE CHEVALINE.

Le 26 mars, jument nº 2, rien d'anormal.

Jument nº 1 : léger œdème augmentant assez rapidement de volume les 27, 28, et 29. Le 31 très-développé, chaud, douloureux, inappétence, tristesse, boiterie du membre antérieur droit.

Le 2 avril, œdème très-douloureux, gagnant le sommet de l'encolure et descendant jusqu'au bras droit ; grande gêne dans la locomotion, inappétence, fièvre intense.

Le 3 avril, augmentation générale de l'œdème, toujours très-douloureux.

Le 4 avril, diminution générale de l'œdème qui s'affaisse dans la partie supérieure de l'encolure, gagne les parties déclives, le poitrail, où il forme une tumeur d'un certain volume déjà ; moins chaud et moins douloureux.

Les membres antérieurs se meuvent avec beaucoup plus de

facilite, la gaieté commence à revenir ainsi que l'appétit. On laisse la jument en liberté quelques heures dans la cour.

Le 5 avril, tout a disparu.

ESPÈCE BOVINE.

Le 26 mars, rien à signaler.

Le 27, la vache suitée nº 3 : fièvre de réaction, diminution assez accentuée de la sécrétion lactée, légère inappétence ; la vache à lait nº 5 : fièvre de réaction, colonne vertébrale voussée, diminution de la sécrétion lactée ; la vache à lait nº 11 : diminution de la sécrétion lactée.

Le 1er avril, bouvillon nº 7, léger œdème.

Même état pour les animaux ci-dessus jusqu'au 3 avril.

Le 4 avril, bouvillon nº 1 : œdème peu développé, chaud, douloureux au point d'inoculation, fièvre de réaction assez prononcée, tristesse.

Vache suitée nº 3 : retour à l'état normal ; le lait est revenu aussi abondant qu'avant l'opération.

Chez la vache nº 5 tout symptôme maladif, même léger a disparu.

Le bouvillon nº 7, œdème disparu.

Vache nº 11, même quantité de lait qu'avant l'opération.

Au 5 avril plus rien d'anormal.

ESPÈCE OVINE.

Du 25 au 29 mars, rien de particulier à signaler dans l'état général des moutons ; tous gais, aucun changement appréciable.

30 mars, l'un des deux agneaux inoculés paraît un peu triste.

31 mars au matin la tristesse s'est accrue, la respiration devient anxieuse et très-précipitée ; il meurt à onze heures du matin.

AUTOPSIE PAR MM. FARINE, GUERRIN ET DUBAND.

Le cadavre est celui d'un agneau mâle de race southdown-berrichonne, âgé d'environ deux mois, pesant 11 kil. L'animal est ballonné, muquosités spumeuses s'écoulant par les narines, muqueuses extérieures violacées ; rien aux points vaccinés ni dans les ganglions des aines ; odeur cadavérique forte. La peau enlevée, le tissu cellulaire se montre injecté avec piqûtures hémorragiques localisées ; les deux piqûres de l'aiguille Pravaz n'ont laissé aucune trace sur la face interne des cuisses.

Cavité abdominale : masse intestinale légèrement teintée et

arborisée ; rate ecchymosée à son bord antérieur, avec son volume à peu près normal, cependant un peu épaissie à ce même bord antérieur; à l'intérieur, couleur légèrement lie-de-vin.

Le foie, un peu arborisé, est épaissi à son bord inférieur.

Cavité thoracique : péricarde parsemé de pétéchies ; cœur volume normal, flasque, décoloré ; dans le ventricule droit, léger caillot blanc, sang légèrement poisseux : quelques pétéchies peu teintées.

Les poumons ont leur volume normal ; leurs bords supérieurs sont recouverts de taches pétéchiales nombreuses, petites, assez foncées ; leur parenchyme absolument sain ; le médiastin antérieur couvert de pétéchies ; plèvres légèrement arborisées.

Sang : Le sang, non-coagulé, est pâle, fluide ; on en recueille dans trois flacons différents : 1° dans le cœur, 2° le foie, 3° la rate.

L'examen microscopique du sang nous montre des globules granuleux, déformés et mélangés à un grand nombre de petits grains et germes de la septicémie. Cet agneau avait donc succombé non à la fièvre charbonneuse, mais bien à la septicémie.

Les 2, 3, 4 et 5 avril, rien à signaler.

TROISIÈME JOURNÉE.

7 avril.

A la suite de nouvelles instructions reçues de M. Pasteur, il fut procédé à une troisième vaccination des animaux déjà vaccinés, pratiquée par les vétérinaires présents. Le point inoculé pour les chevaux fut le côté gauche de l'encolure, siége de la première vaccination ; pour l'espèce bovine, le défaut de l'épaule gauche ; pour l'espèce ovine, la face interne de la cuisse gauche.

OBSERVATIONS JOURNALIÈRES.

ESPÈCE CHEVALINE.

8 avril. { N° 1, jument alezane, rien à signaler.
{ N° 2, jument noire, œdème de l'encolure côté gauche, appétit diminué, fièvre de réaction.

9 avril. N° 2, augmentation de l'œdème. Les 10, 11, 12, 13, il devient volumineux, très-douloureux.

15 avril. L'œdème commence à disparaître, la fièvre persiste, l'appétit n'est pas encore revenu, tristesse.

16 avril. Amélioration générale.
18 et 19 avril. Tout a disparu.

ESPÈCE BOVINE.

8 avril.
- N° 1, léger œdème au point vaccinal.
- N° 5, léger œdème au point vaccinal.
- N° 7, œdème assez volumineux, fièvre.
- N° 9, léger œdème.
- N° 11, léger œdème.

10 avril. N° 3, vache nourrice, grande fièvre de réaction pendant vingt-quatre heures.

Les 11, 12, 13, 14 avril, l'état ci-dessus se maintient.

15 avril. Amélioration générale; néanmoins le n° 7 porte un œdème très-chaud, douloureux, dur, fièvre de réaction, gêne dans la locomotion, tristesse.

N° 11. Mêmes symptômes, œdème douloureux, chaud, fièvre, gaieté nulle, grande gêne dans les mouvements.

16 avril. Même état.

17 avril. Légère amélioration.

18 avril. L'amélioration s'accentue de plus en plus. Les œdèmes des n°° 7 et 11 persistent dans leur volume seulement tandis que la fièvre paraît avoir cédé et que l'appétit est revenu.

ESPÈCE OVINE.

8 avril. Rien à signaler.

Au 19 avril, même état satisfaisant. Ces animaux paraissent n'avoir ressenti aucune secousse de la troisième vaccination.

QUATRIÈME JOURNÉE.

20 avril.

M. Eugène Viala, délégué de M. Pasteur, procéda à l'inoculation virulente charbonneuse de tous les animaux vaccinés ou non-vaccinés servant à nos expériences. Trois cobayes ayant reçu avant son départ de Paris le virus charbonneux, devaient lui fournir le sang mortel nécessaire.

A son arrivée à Nevers, l'un de ces cobayes mourait à onze heures du matin, et c'est avec le sang de cet animal recueilli dans le cœur même que l'inoculation fut pratiquée sur une partie des sujets d'expérience, tandis que l'autre partie de ces sujets était inoculée par le virus très-virulent préparé dans le laboratoire de M. Pasteur.

SUJETS INOCULÉS PAR LE SANG CHARBONNEUX.	SUJETS INOCULÉS PAR LE VIRUS TRÈS-VIRULENT
ESPÈCE CHEVALINE.	**ESPÈCE BOVINE.**
Préalablement vaccinées. — *Non-vaccinée.*	*Préalablement vaccinés.* — *Non-vacciné.*
N° 1, jument alezane. / N° 3, jument gris-rouan. N° 2, jument noire.	N° 9, veau. / N° 10, bouvillon (herma- N° 11, vache. / phrodite). N° 7, bouvillon.
ESPÈCE BOVINE.	Le sujet n° 8 n'ayant subi aucune opération, fut gardé comme témoin et marqué avec un cordon rouge.
Préalablement vaccinés. — *Non-vaccinés.*	**ESPÈCE OVINE.**
N° 1, bouvillon. / N° 2, génisse. N° 3, vache suitée. / N° 4, veau de lait (tétant N° 5, vache au lait. / sa mère vaccinée) / N° 6, vache.	*Préalablement vaccinées.* — *Non-vaccinées.*
ESPÈCE OVINE.	Six brebis, dont une vac- / Trois brebis. cinée à l'avant-bras.
Préalablement vaccinés. — *Non-vaccinés.*	Deux brebis gardées comme témoins et marquées avec cordon rouge.
* Deux brebis. / Deux brebis, Un agneau, / Deux agneaux. Un bélier.	

OBSERVATIONS JOURNALIÈRES.

Visite du 21 avril au matin, huit heures.

ESPÈCE CHEVALINE.

N° 1, jument vaccinée : laisse sa ration de foin au repas du matin ; légère fièvre de réaction, pas d'engorgement.

N° 2, jument vaccinée : paraît ne pas s'apercevoir de l'inoculation.

N° 3. On procède à son inoculation virulente à l'aide du sang pris sur un des cobayes morts à cinq heures du matin.

ESPÈCE BOVINE.

Rien de bien tranché à signaler ; peut-être un peu de tristesse sur quelques animaux non-vaccinés.

ESPÈCE OVINE.

Une particularité est à signaler dans ce groupe ; quelques animaux vaccinés boitent du membre inoculé, tandis qu'aucun des non-vaccinés ne semble se douter qu'il porte en lui le germe mortel.

Le point d'inoculation est le siége de démangeaisons sur tous les animaux vaccinés ou non-vaccinés.

21 avril, cinq heures du soir.

ESPÈCE CHEVALINE.

Les deux sujets vaccinés vont aussi bien que possible ; la jument n° 1 a déjà récupéré son appétit et sa gaieté.

N° 3. Rien encore à signaler.

ESPÈCE BOVINE.

Sur les sujets vaccinés, aucun état fébrile à signaler. Chez les non-vaccinés, le n° 4, veau de lait, paraît abattu ; un œdème s'est déclaré, la marche est chancelante, le décubitus prolongé, les battements du flanc courts et précipités ; il refuse de téter sa mère.

N° 6, vache : laisse son foin ; aucun œdème apparent ; grande tristesse, décubitus fréquent, forte fièvre de réaction.

Les deux autres non-vaccinés, n° 2 et n° 10, paraissent moins éprouvés que les deux premiers.

ESPÈCE OVINE.

Les boiteries semblent s'être aggravées chez les vaccinés, néanmoins l'appétit est conservé. La face interne de la cuisse est toujours chaude, douloureuse, sans œdème appréciable.

Chez les non-vaccinés, mort subite d'une brebis à deux heures de l'après-midi.

A trois heures, mort d'un agneau dans des convulsions qui durent une heure. Une autre brebis paraît être très-malade ; elle se couche, porte bas la tête, l'essoufflement est à son maximum ; ce n'est qu'à grand'peine que l'on parvient à la déplacer ; la marche est vacillante ; puis elle se couche à nouveau après avoir fait quelques pas seulement.

Visite du 22 au matin.

ESPÈCE CHEVALINE.

Chez les vaccinés, rien d'anormal.

La jument n° 3, non-vaccinée, présente un léger œdème ; néanmoins l'appétit est conservé.

ESPÈCE BOVINE.

Chez les vaccinés, tous les signes apparents d'une bonne santé ; l'inoculation mortelle semble les avoir moins affectés que les deux dernières vaccinations qu'ils ont eu à subir. Chez les non-vaccinés, le veau n° 4 est toujours très-abattu, le n° 6 ne mange pas sa ration.

Les œdèmes ont augmenté de volume sur les n⁰ˢ 2 et 10.

ESPÈCE OVINE.

A cinq heures du matin, l'homme chargé du pansage des animaux d'expériences trouve à l'état de cadavres les cinq derniers moutons non-vaccinés.

Ces cadavres, au nombre de sept, sont rangés dans un coin de l'écurie, et les animaux vaccinés, qui ont déjà passé la nuit en contact avec eux, y restent encore jusqu'à deux heures du soir, heure désignée pour l'autopsie.

En résumé, moins de trente heures après l'inoculation, soit au virus, soit au sang charbonneux, les sept moutons non-vaccinés sont morts, tandis que les dix vaccinés sont bien portants et ne boitent plus.

CINQUIÈME JOURNÉE.

22 *avril.*

A l'heure indiquée et en présence d'un public nombreux, composé surtout de propriétaires, d'agriculteurs, de médecins et de vétérinaires, on procéda à l'autopsie de ces animaux non-vaccinés et morts à la suite de l'inoculation virulente.

Tous ces cadavres répandent une odeur fétide *sui generis*, et particulière aux décompositions charbonneuses ; par les ouvertures naturelles s'échappe un liquide sanguinolent. Les cadavres sont ballonnés et leur peau est marbrée de taches violacées.

PREMIÈRE AUTOPSIE.

Brebis. — A l'extérieur, rien au point inoculé, tissu cellulaire sous-cutané arborisé de vaisseaux gorgés d'un sang noir diffluent. Tunique abdominale mise à nu, apparaît verdâtre. Une incision pratiquée sur le plat de la cuisse droite met à découvert le tissu cellulaire, infiltré d'une sérosité rouge jaunâtre, gélatineuse ; l'infiltration est un peu plus épaisse autour du point inoculé ; la masse musculaire est pâle, décolorée, semble comme cuite.

Cavité abdominale : masse intestinale à peu près normale ; la rate, sans avoir doublé de volume, est fortement épaissie, surtout à son point d'attache péritonéal ; sa face extérieure est bleuâtre ; elle se déchire facilement, et la boue splénique cède sous la moindre pression des doigts.

Thorax : cœur et gros troncs artériels et veineux gorgés d'un sang noir, poisseux ; poumons hépatisés, bronches remplies de muquosités spumeuses.

Bien que ces lésions semblent caractéristiques du charbon, du sang puisé dans le cœur et exprimé de la rate fut recueilli dans deux petits flacons numérotés, afin d'être examiné au microscope.

DEUXIÈME AUTOPSIE.

Brebis. — Lésions générales plus accentuées encore ; dans l'abdomen on trouve une grande quantité de sérosités ; la masse intestinale est très-congestionnée. On recueille du sang qui devra être examiné au microscope.

TROISIÈME AUTOPSIE.

Brebis. — Au point inoculé et dans le tissu cellulaire, sérosité abondante de couleur rougeâtre fortement accentuée ; intestin grêle congestionné ; rate moins volumineuse qu'à l'autopsie n° 1 ; par contre, le cœur est plus flasque, les ventricules ouverts semblent comme teints en rouge ; le sang est noir, tache fortement les doigts ; on en recueille dans un flacon. Comme particularité, l'on trouve un abcès du volume d'un œuf de pigeon contenant un pus séreux, jaune, situé à la face supérieure de l'appendice xiphoïde.

QUATRIÈME AUTOPSIE.

Agneau. — Point inoculé fortement infiltré ; les muscles du gigot sont très-pâles, comme cuits.

Cavité thoracique : désordres plus accentués encore.

Dans l'abdomen, la rate est volumineuse et noirâtre, se déchirant facilement.

On recueille du sang.

Toutes ces lésions semblant identiques et caractériser les affections charbonneuses, la commission crut devoir céder aux sollicitations de l'assistance en renonçant à faire un plus grand nombre d'autopsies.

L'examen microscopique du sang recueilli sur ces différents cadavres nous fit voir des globules ayant conservé leur couleur et leur forme.

Les bactéridies ne deviennent perceptibles au microscope que si l'on y ajoute une légère goutte d'eau ; on dirait qu'alors elles se séparent des globules auxquels elles sont accolées et apparaissent en grand nombre.

23 avril au matin.

ESPÈCE CHEVALINE.

Vaccinés. — Rien à signaler.

Jument n° 3, non vaccinée : œdème légèrement accru.

ESPÈCE BOVINE.

Vaccinés. — Très-bon état, appétit excellent, pas d'œdème.

Non-vaccinés. — Les œdèmes ont augmenté légèrement.

N° 4 : même état de tristesse.

N° 6 : paraît très-malade, décubitus prolongé ; tout le corps est agité de frissons continuels.

ESPÈCE OVINE.

A voir ces animaux, nul ne pourrait se douter qu'ils viennent de traverser une si terrible épreuve, tant leur santé paraît être bonne.

Au 24 avril au matin.

ESPÈCE BOVINE.

Chez la vache n° 6, l'état s'est aggravé dans la nuit ; son corps est recouvert de nombreuses plaques de la largeur environ d'une pièce de 2 fr., sur lesquelles le poil est hérissé. Ces plaques boursouflées sont le siège d'un prurit ardent ne laissant pas un instant de repos à l'animal qui continuellement se lèche et se frotte au mur ; l'œil, démesurément ouvert, semble hagard, hébété ; la tête est agitée de mouvements oscillatoires ; la corne est froide ainsi que la surface extérieure du corps ; les membres ne peuvent plus qu'à grand'peine soutenir le corps. Elle finit par mourir à onze heures du matin, après l'affaissement presque complet de ces élevures signalées plus haut.

AUTOPSIE FAITE A QUATRE HEURES DU SOIR.

Le cadavre de la vache n° 6 est fortement ballonné, l'odeur cadavérique très-accentuée ; dans le tissu cellulaire sous-jacent à la peau sont répandues, sur toute la surface du corps, des ecchymoses de la largeur d'une pièce de cinquante centimes.

Du côté droit, et s'étendant depuis la base de l'encolure jusqu'à la hanche, existe une tumeur charbonneuse épaisse d'environ six centimètres. Les ouvertures naturelles laissent échapper des filets sanguinolents.

Les muscles sont pâles, se déchirent facilement. Du point inoculé s'échappent des gaz infects. Le sang est fluide, noir, non-coagulé, comme poisseux.

Dans la cavité thoracique, le cœur, flasque et ecchymosé, ne contient presque pas de sang.

Cavité abdominale : la rate très-volumineuse laisse écouler

par une coupe pratiquée dans sa longueur un sang noir et d'aspect caractéristique.

Le sang, étudié au microscope, est rempli de bactéries.

Notes du 25 avril.

ESPÈCE CHEVALINE.

Les n⁰ˢ 1 et 2, juments vaccinées, se portent très-bien.

N⁰ 3, jument non-vaccinée : œdème très-volumineux à la base de l'encolure ; tout fait prévoir une fin prochaine.

En effet, elle meurt deux heures après dans d'affreuses convulsions.

ESPÈCE BOVINE.

Rien d'anormal chez les vaccinés, qui continuent à se bien porter.

N⁰ 2, non-vacciné : œdème augmenté, forte boiterie du membre correspondant.

N⁰ 4, veau non-vacciné : œdème très-volumineux, l'animal ne tête plus et ne cherche plus à manger. Il y a prostation complète.

N⁰ 10, non-vacciné : boiterie un peu plus accusée.

ESPÈCE OVINE.

Tous ces animaux vaccinés offrent tous les symptômes d'un état normal très-satisfaisant.

AUTOPSIE DE LA JUMENT N⁰ 3 DEUX HEURES APRÈS LA MORT.

Le point inoculé est le siège d'une tumeur volumineuse de couleur citrine, gélatineuse, occupant la base de l'encolure, la face antérieure et inférieure du poitrail.

Cavité abdominale : hypérémie de la muqueuse intestinale ; la rate a doublé de volume et présente une forte ecchymose à son bord supérieur ; une coupe pratiquée sur toute sa longueur laisse apercevoir sa trame complètement désorganisée ; le sang qui s'en échappe sous la pression est noir, poisseux, colorant fortement la main et n'est point coagulé.

Cœur : volumineux, pâle, à ventricules dilatés et flasques.

Poumons parsemés de points congestionnels ; bronches remplies de muqosités sanguinolentes. Le sang, étudié au microscope, se montre saturé de bactéries.

Notes du 26 avril.

ESPÈCE CHEVALINE.

Les deux juments vaccinées continuent à se bien porter.

ESPÈCE BOVINE.

Tous les animaux vaccinés vont très-bien.
N° 2, non-vacciné : œdème et forte boiterie.
N° 4, veau non-vacciné : est mort dans la nuit du 25 au 26.
N° 10, non-vacciné : œdème et boiterie.

ESPÈCE OVINE.

L'appétit et la gaieté règnent toujours dans la bergerie.

AUTOPSIE DU N° 4, VEAU NON-VACCINÉ.

Infiltration de toute l'épaule droite se prolongeant sur l'encolure et occupant toute la surface droite et inférieure de l'abdomen. Les muscles, rouge-brun à leur surface, sont pâles et comme cuits dans leur coupe.

Cavité abdominale : sérosité abondante ; congestion de l'intestin grêle à certains points ; rate volumineuse, très-épaissie au centre ; sa coupe laisse échapper un sang lie-de-vin prononcé ; foie fortement congestionné.

Cavité thoracique : péricarde et cœur couverts de pétéchies, sang diffluent, non-coagulé, noir dans les ventricules ; oreillettes distendues, très-flasques ; poumons parsemés de points hépatiques ; bronches remplies de muquosités spumeuses.

Étudié au microscope, le sang contient les germes de la septicémie.

Notes du 27 avril au 3 mai.

Les symptômes morbides, consécutifs à l'inoculation virulente et observés jusqu'alors sur les animaux n° 2 et 10 non-vaccinés, s'améliorent très-sensiblement, et tout fait prévoir dès-lors qu'ils ne succomberont pas à la maladie mortelle qu'on leur a inoculée.

RÉSUMÉ.

C'est avec intention que j'emploie ce mot de résumé, car je crois, Messieurs, qu'il n'est point temps encore de formuler des conclusions sur les expériences que nous venons d'ébaucher.

En effet, s'il est bien vrai que ces expériences de vaccination charbonneuse ont, pour le moment et dans leur première phase, donné une satisfaction, j'oserais dire complète, il ne nous en reste pas moins à contrôler l'efficacité pratique et efficiente à venir ; et, ne l'oublions pas, c'est là le point essentiel et le vrai but profitable de cette vaccination.

Le vœu général et bien légitime de tous les hommes instruits qui ont suivi avec grand intérêt ces expériences serait maintenant : 1° de pouvoir, d'ici trois ou quatre mois, inoculer à nouveau la matière mortelle à quelques-uns de ces sujets ; 2° de voir soumettre tous ces animaux vaccinés à l'influence meurtrière de certains prés réputés maudits.

Grâce à la bonne volonté de l'un des membres de notre Société d'agriculture, cette dernière et suprême épreuve nous est rendue facile.

Résumons donc succinctement les faits qui viennent de s'accomplir à ce jour, ne prenant fait et cause que pour la vérité, et attendons pour conclure la fin de la dernière épreuve.

Trente-quatre animaux appartenant aux trois principales espèces domestiques, servirent à nos expériences de vaccination charbonneuse et se répartissent ainsi qu'il suit :

1° Trois juments ;
2° Onze bovidés ;
3° Seize brebis et quatre agneaux.

Sur les trois juments, deux furent vaccinées et résistèrent facilement à l'inoculation virulente mortelle.

La troisième, non-vaccinée, ne put supporter le virus mortel.

Sur les onze sujets de l'espèce bovine, six furent vaccinés et triomphèrent de l'inoculation charbonneuse.

L'un de ces animaux, le n° 8, ne fut ni vacciné ni inoculé, afin d'être gardé comme témoin.

Sur les quatre autres sujets de ce groupe qui ne furent pas vaccinés et qui subirent l'inoculation virulente, deux succombèrent, dont une, la vache n° 6, avec tous les symptômes très-accusés de la fièvre charbonneuse, et le n° 4 avec les lésions propres à la septicémie ; tandis que les deux autres, n° 2 et n° 10, après quelques désordres assez graves, symptômes évidents de la lutte que les cellules du corps animal eurent à soutenir contre les microbes mortels introduits, survécurent à cette inoculation charbonneuse.

Sur les vingt animaux de l'espèce ovine, onze sujets furent vaccinés et l'un d'eux, un agneau, succomba à cette opération avec les lésions propres à la septicémie.

Les dix survivants et vaccinés sortirent indemnes de l'épreuve mortelle.

Deux autres sujets ni vaccinés ni inoculés furent gardés comme témoins.

Les sept autres non-vaccinés succombèrent très-rapidement aux suites de l'inoculation charbonneuse.

En résumé, dix-huit animaux vaccinés et inoculés survécurent, tandis que sur les douze animaux non-vaccinés, mais inoculés, dix sont morts.

Une particularité à signaler en faveur de la vaccination, c'est que les animaux vaccinés qui presque tous présentèrent des œdèmes plus ou moins volumineux à la suite des vaccinations des virus atténués, ne présentèrent aucun œdème, même léger, après l'inoculation de la matière virulente mortelle.

Il est donc indéniable et patent que la méthode pastorienne a conféré l'immunité absolue, jusqu'à ce jour, aux dix-huit sujets vaccinés.

L'épreuve du pâturage dans un pré maudit, que devront subir ces mêmes animaux, nous donnera la valeur exacte de la vaccination.

Le Rapporteur,
Durand.

Nevers, 30 avril 1882.

Nevers, Imp. Fay, G. Vallière, suc^r.